# CONTRIBUTION A L'ÉTUDE

## DE LA

# TUBERCULOSE

## DU REIN

### PAR

LE D<sup>R</sup> Raymond DURAND FARDEL

ANCIEN INTERNE DES HÔPITAUX DE PARIS
PRÉPARATEUR DES TRAVAUX PRATIQUES D'ANATOMIE PATHOLOGIQUE
A LA FACULTÉ DE MÉDECINE
SECRÉTAIRE DE LA SOCIÉTÉ ANATOMIQUE

PARIS

G. MASSON, ÉDITEUR

LIBRAIRE DE L'ACADÉMIE DE MÉDECINE

120, BOULEVARD SAINT-GERMAIN, 120

1886

# CONTRIBUTION A L'ÉTUDE

## DE LA

# TUBERCULOSE

## DU REIN

PARIS

TYPOGRAPHIE GEORGES CHAMEROT

19, RUE DES SAINTS-PÈRES, 19

# CONTRIBUTION A L'ÉTUDE

## DE LA

# TUBERCULOSE

## DU REIN

PAR

## LE Dʳ Raymond DURAND FARDEL

ANCIEN INTERNE DES HÔPITAUX DE PARIS
PRÉPARATEUR DES TRAVAUX PRATIQUES D'ANATOMIE PATHOLOGIQUE
A LA FACULTÉ DE MÉDECINE
SECRÉTAIRE DE LA SOCIÉTÉ ANATOMIQUE

---

# PARIS

## G. MASSON, ÉDITEUR

LIBRAIRE DE L'ACADÉMIE DE MÉDECINE

120, BOULEVARD SAINT-GERMAIN, 120

1886

# INTRODUCTION

La tuberculose est un sujet inépuisable ouvert aux recherches : tous les organes peuvent être le siège de ses manifestations, et le tubercule présente dans chaque tissu un mode de développement qui semble particulier à celui-ci. Discuté dans sa nature, tour à tour élément spécifique. et produit inflammatoire banal, le tubercule, processus destructif en tous cas, absorbe et fait disparaître les éléments dont il occupe la place; aussi a-t-on beaucoup discuté sur son point de départ.

La doctrine moderne de la tuberculose bacillaire devait aider à découvrir la lésion dès qu'elle commençait à se produire et de nombreux chercheurs ont travaillé dans ce sens. La découverte de Koch a amené les remarquables travaux de MM. Cornil, G. Sée, Grancher, le mémoire récent de Thaon, et tant d'autres qui sont autant de documents précieux sur la genèse du tubercule.

Sans vouloir entrer dans des considérations générales sur la nature de la tuberculose, bornons-nous à rappeler combien cette doctrine de l'infection tuberculeuse a été fertile en découvertes récentes pour ce qui touche le poumon, les séreuses, les os, etc.

C'est sur le rein qu'ont porté nos recherches.

Nous n'avons pas l'intention de faire ici l'histoire complète du rein tuberculeux : depuis les néphrites qu'on peut observer au cours de la tuberculose, jusqu'aux énormes cavernes qui détruisent tout le parenchyme rénal, on observe une succession de lésions qui, pour découler du même principe infectieux, n'en sont pas moins très variées dans leurs manifestations.

De même que l'étude de la tuberculose ulcéreuse lente, forme un chapitre séparé de la tuberculose miliaire aiguë du poumon, de même les gros tubercules massifs avec destruction caséeuse aboutissant aux cavernes du rein, présentent une histoire distincte de la granulation miliaire qu'on y rencontre en même temps qu'une généralisation aiguë du tubercule à tout l'organisme.

De plus, les connexions physiologiques du filtre rénal amènent dans cette manifestation néoplasique une complexité toute particulière. On sait que le tubercule du rein succède dans certains cas à une tuberculose génitale devenant génito-urinaire et restant limitée plus ou moins à cet appareil; là, on peut supposer *à priori* que la propagation n'a pas eu lieu par les mêmes voies que lorsque le rein se trouve pris concurremment avec une tuberculose pulmonaire ou généralisée. Il y a là une évolution bien spéciale dont la différenciation, facile quant aux termes ultimes macroscopiques, est encore à établir quant au mode de début.

Cette question comporte de longues recherches expérimentales sur lesquelles nous avons l'intention de revenir plus tard.

Ce qui nous a paru intéressant tout d'abord, c'est de rechercher le mécanisme et les lois suivant lesquels le tubercule primitif se développe dans le parenchyme rénal; c'est de savoir lequel de ses nombreux éléments constituants était le premier centre d'évolution de la granulation tuberculeuse.

Nous avons donc laissé de côté, de parti pris, toutes les grosses lésions, qui ont d'ailleurs été déjà très étudiées, pour ne nous occuper que de la granulation, telle qu'elle se présente à l'autopsie à son degré le moins avancé, c'est-à-dire dans les cas de tuberculose miliaire aiguë.

A cet effet, nous avons examiné le plus grand nombre possible de reins d'enfants, car on sait que c'est chez ces derniers que la granulie est le plus fréquemment observée, et chez eux aussi qu'elle s'accompagne le plus souvent de localisations rénales. Comme on le verra au cours de notre travail, cette localisation n'est pas très fréquente et, en outre, elle se présente déjà assez mûre pour qu'il soit difficile de déterminer l'élément qui a été primitivement en jeu.

Tous les auteurs sont d'accord, néanmoins, pour signaler la fréquence des granulations miliaires dans tous les organes au voisinage des ramifications vasculaires. L'examen d'un certain nombre de coupes nous avait amené à penser que le glomérule, cette partie essentielle du réseau vasculaire rénal, était fréquemment le centre des granulations tuberculeuses. Le rôle physiologique du glomérule, sur lequel nous insisterons plus loin, n'était pas pour éloigner l'idée que cet appareil pût être primitivement en cause dans une localisation initiale d'un principe infectieux; les nombreuses études faites en ces derniers temps sur les néphrites infectieuses sont là pour témoigner de la légitimité de cette supposition.

Nous avons entrepris de produire la tuberculose rénale expérimentale : lorsqu'on inocule un cobaye ou un lapin dans le péritoine, on trouve quelquefois, mais très rarement, des granulations tuberculeuses du rein; ce n'était donc là qu'une méthode très aléatoire que nous avons abandonnée. Obéissant à la pensée bien souvent exprimée que la tuberculose miliaire aiguë résulte d'un transport du bacille pathogène par les voies de la circulation sanguine, nous avons tenté d'inoculer, dans l'artère rénale de lapins, de la culture pure de bacilles tuberculeux (1). Ces expériences, par suite de fautes dont nous n'avons pu encore nous rendre compte, ne nous ont pas donné les résultats que nous en attendions; mais nous nous réservons de les reprendre dans de meilleures conditions.

Heureusement, nous avons eu la bonne fortune de faire l'examen d'un rein d'individu mort de tuberculose miliaire, rein dans lequel nous avons trouvé des lésions bacillaires à divers stades, dont la succession nous a semblé réaliser

(1) Nous tenons à remercier vivement M. Nocart de l'obligeance qu'il a mise à nous fournir cette culture, que, comme on le sait, il a été un des premiers à obtenir en France.

le schéma complet de l'infection tuberculeuse rapide du rein. C'est l'analyse de cette observation qui constitue la partie fondamentale, et, nous le pensons, vraiment originale de notre travail.

Nous avons cru devoir la faire précéder d'un aperçu rapide de quelques points d'anatomie pathologique concernant la granulation miliaire du rein en dehors de l'étude bactériologique, points qui nous ont paru présenter quelque intérêt.

La première partie renferme un exposé très court de la localisation des granulations miliaires dans le rein, au point de vue macroscopique, d'après ce qui résulte de la lecture des auteurs et des pièces que nous avons eues entre les mains.

La deuxième partie est consacrée à l'examen histologique de la granulation tuberculeuse du rein.

La troisième partie, enfin, contient l'étude bactériologique de cette granulation et les déductions pathogéniques qui peuvent en découler.

La planche qui termine ce travail en est un élément essentiel : les différentes figures qui la composent, dessinées à la chambre claire, suffisent presque à elles seules pour faire comprendre l'enchaînement des lésions.

Nous ne prétendons pas, à l'aide des documents restreints dont nous avons pu disposer jusqu'à présent, instituer des lois concernant les modes de formation et de développement de la tuberculose dans le rein, mais nous espérons que le caractère nouveau de quelques détails décrits par nous, pourront servir à fixer certains points encore peu connus de la question.

Nous remercions vivement notre excellent maître le professeur Germain Sée des renseiments qu'il a bien voulu nous communiquer au sujet de notre travail.

Nous devons un témoignage de profonde reconnaissance à notre maître le professeur Cornil, qui nous a aidé de ses précieux conseils et de sa haute expérience, dans les recherches que nous avons poursuivies dans son laboratoire.

Nous ne voulons pas terminer sans adresser d'affectueux remerciements à nos maîtres et amis les docteurs Letulle, Brault et Brissaud dont nous avons souvent mis à profit l'amicale coopération.

# CONTRIBUTION A L'ÉTUDE

## DE LA

# TUBERCULOSE DU REIN

---

## CHAPITRE PREMIER

Les granulations tuberculeuses secondaires qu'on rencontre ordinairement dans les reins d'individus succombant à une phtisie rapide, aiguë ou suraiguë, peuvent se présenter sous des aspects très différents.

Suivant Rayer (1), elles sont dispersées, tantôt en grains plus ou moins abondants, disséminés dans la substance corticale, tantôt dans les cônes, et alors, en grains très rapprochés, en stries, simulant de petits chapelets.

Lécorché (2) dit que la tuberculose secondaire

(1) RAYER, *Traité des maladies des reins*, 1841, 3e vol.
(2) LÉCORCHÉ, *Traité des maladies des reins*, 1875.

siège rarement dans les calices et le bassinet, ordinairement dans la substance médullaire et dans
la substance corticale, plus souvent dans cette
dernière.

Lancereaux (1) n'indique pas de localisation spéciale des granulations miliaires dans telle ou telle
substance, quoiqu'il tende à considérer le tubercule
du rein comme s'étendant progressivement de la
muqueuse des bassinets aux pyramides de Malpighi,
puis à la substance corticale.

Labadie-Lagrave (2) note que les tubercules miliaires se rencontrent à la fois dans les substances
corticale et médullaire des reins. Il note également
leur présence autour des foyers caséeux des reins,
mais, à l'exemple d'Ebstein, « il se refuse à admettre
que jamais ces foyers caséeux résultent de tubercules miliaires agglomérés ayant subi la dégénérescence caséeuse ».

Cornil et Ranvier (3) donnent une localisation
plus précise : « Les granulations tuberculeuses rénales débutent ordinairement dans la substance
corticale, au voisinage des artérioles qui séparent

(1) LANCEREAUX, Article Rein du *Nouveau Dict. encyclopédique des sciences médicales.*

(2) LABADIE-LAGRAVE, Article Rein du *Dict. pratique de médecine et de chirurgie.*

(3) CORNIL et RANVIER, *Manuel d'histologie pathologique,* 1884.

les pyramides de Ferrein, ou à la surface du rein. On voit, le long des artérioles de la substance corticale, des séries longitudinales ou des groupes de granulations tuberculeuses... Les granulations voisines les unes des autres, et arrivées au contact, se fusionnent en des masses plus volumineuses, qui siègent surtout à l'union de la substance corticale et de la substance médullaire. »

Dans les nombreuses autopsies de tuberculose auxquelles nous avons assisté, nous avons pu vérifier l'exactitude de cette dernière description. Voici les résultats de notre observation ; il est bien entendu que nous laissons de côté toute lésion tuberculeuse volumineuse, pour ne nous occuper que de la granulation plus ou moins isolée :

Dans les cas de tuberculose miliaire aiguë (granulie), les granulations généralement transparentes, siègent surtout dans la partie superficielle du parenchyme, soit immédiatement sous la capsule, soit dans l'épaisseur de la substance corticale.

Dans les cas de tuberculose rapide, généralisée, on trouve le plus souvent des granulations ou transparentes ou jaunâtres, disséminées dans toute la substance corticale, tantôt isolées et peu nombreuses, tantôt plus ou moins rapprochées les unes des autres ; elles peuvent constituer des amas qui affectent

la forme pyramidale à base superficielle de l'infarc-
tus, comme on le voyait nettement dans un cas qui
nous a été communiqué par notre cher maître et ami
le docteur Letulle.

D'autres fois, on observe des stries blanchâtres
dirigées perpendiculairement à la surface du rein,
occupant, le plus souvent, les parties de la substance
corticale intermédiaires aux pyramides de Ferrein,
ou s'enfonçant un peu dans la substance médullaire.
Ces stries, régulières ou moniliformes, suivent ma-
nifestement la direction des artérioles, comme le dit
le professeur Cornil.

En résumé, nous pouvons dès maintenant, en
rapprochant les descriptions des auteurs de nos pro-
pres observations, constater que, dans la plupart des
cas où l'on peut rencontrer la tuberculose rénale à
un degré peu avancé, le siège de prédilection des
lésions est la région corticale; c'est celle où l'on
trouve, à côté des tubes, les dernières ramifications
vasculaires et les glomérules auxquels elles abou-
tissent.

Cette disposition va nous paraître encore plus évidente, lorsque nous ferons l'examen des pièces au
microscope.

# CHAPITRE II

Parmi les nombreux reins tuberculeux que nous avons examinés, nous avons choisi trois cas, d'aspect bien différent, qui nous ont semblé constituer des types dans lesquels pouvaient rentrer tous les autres : l'un, qui nous a été procuré par notre collègue et ami, M. Toupet, est le rein d'un tuberculeux déjà avancé, qui a succombé à une généralisation rapide de la tuberculose. Ce rein était parsemé de points blanchâtres assez nettement isolés, et dont quelques-uns, plus volumineux, affectaient la forme allongée, en strie, que nous avons signalée plus haut.

Le second, apporté à la Société anatomique par M. Queyrat, est un rein d'enfant de deux mois, mort de granulie. Ici, les reins étaient parsemés de granulations transparentes ou légèrement opaques, assez nombreuses, mais isolées plus ou moins profondément dans la substance corticale.

Enfin, le troisième, recueilli par nous parmi les pièces apportées au laboratoire d'anatomie pathologique de la Faculté, était un rein d'adulte volumineux, à substance corticale grisâtre qui ne présentait que de rares granulations à peine visibles à l'œil nu.

Nous désignerons ces trois reins sous les numéros 1, 2, 3, correspondant à l'ordre dans lequel nous venons d'exposer leur provenance et leur aspect macroscopique.

Nous n'avons pas ici l'intention de faire une description détaillée de la granulation miliaire : cette description est faite d'une façon trop complète pour que nous ayons à y revenir, et il suffit de se reporter aux traités classiques. Dans le rein comme dans les autres tissus, cette granulation conserve sa physionomie spéciale, sinon spécifique, et le seul côté nouveau que peut présenter son étude, c'est la manière dont elle se comporte vis-à-vis des éléments complexes de la glande rénale, et surtout son point de départ. Or ces deux chapitres sont peu développés dans les auteurs, et nous espérons y apporter quelques éclaircissements par l'examen de nos pièces.

La figure 1 de notre planche représente, vue à un

faible grossissement, la coupe d'une masse tuberculeuse formant une strie blanchâtre, allongée, et provenant du rein n° 1. Ce n'est plus là, il est vrai, la granulation miliaire, mais l'absence de dégénérescence caséeuse a laissé aux îlots et aux éléments envahis en partie leur physionomie propre, ce qui permet d'en étudier les rapports réciproques. En regardant avec un grossissement suffisant, on voit que toute la masse est infiltrée de cellules embryonnaires serrées les unes contre les autres, insinuées au milieu des éléments tubulaires dont on retrouve de nombreux tronçons encore reconnaissables jusque dans la partie centrale du néoplasme. Ces cellules embryonnaires sont au milieu d'un tissu vaguement fibrillaire.

On se rend facilement compte, sur cette coupe d'ensemble, que la région envahie par le tubercule occupe exactement le territoire de distribution d'une artère droite intermédiaire à deux pyramides de Ferrein. A gauche, en effet, on voit la région similaire voisine, séparée de la première par le prolongement en cône des canaux collecteurs, et là, les éléments normaux, se détachent nettement : au milieu l'artère principale (*b*) servant de pivot aux glomérules (*a*), les uns remplis encore de leur bouquet vasculaire, les autres vidés par suite des manipulations.

La localisation de cet amas tuberculeux est donc indiscutable.

A première vue, on distingue sur la coupe des îlots, rougeâtres arrondis, qui semblent être les îlots tuberculeux primitifs, centres de l'évolution pathologique. Or, en comparant leur distribution à celle des glomérules dans la région saine, on s'aperçoit qu'ils occupent exactement une place correspondant à ces derniers. Supposons que dans cette région non altérée on remplace tous les éléments tubulaires interposés aux glomérules par un semis d'éléments embryonnaires, on aura sensiblement le même aspect que présente la masse tuberculeuse voisine.

Il s'en faut, à dire vrai, que la question soit aussi simple, et que cette vue d'ensemble et cette apparence topographique soient suffisantes pour nous autoriser à dire, dès maintenant, que les follicules tuberculeux, dans cette coupe, sont constitués primitivement par les glomérules.

Si l'on regarde avec un plus fort grossissement, (obj. 3 et 6 de Vérick), on voit que ces follicules n'offrent pas tous le même aspect.

Les uns (*c, h*) sont constitués par un amas de noyaux arrondis, fortement colorés en rouge par le picro-carmin, sensiblement du même volume que les éléments embryonnaires. Ces noyaux n'affectent pas,

par rapport les uns aux autres, une disposition régu-
lière en cercles concentriques, si ce n'est à la périphérie de l'îlot, qui se continue avec le tissu ambiant
infiltré de cellules embryonnaires espacées.

En *c'*, on peut nettement distinguer une zone assez
claire à la limite de cet îlot, sans cependant qu'il y
ait là un véritable espace vide.

Si l'on examine en *d,* un glomérule à moitié compris dans la masse tuberculeuse, il est impossible de
ne pas trouver une grande analogie d'aspect entre
ce bouquet glomérulaire et les îlots que nous venons
de décrire.

Il en est un très net en *i,* qui présente une cellule
géante dans la paroi.

D'autres de ces follicules (*e*) offrent une disposition
de ces noyaux en zones concentriques, avec, au centre, une cellule géante qui reproduit exactement la
figure que l'on trouve dans le Manuel de Cornil et
Ranvier (page 236 fig. 110) : c'est un vaisseau oblitéré dont la lumière est circonscrite de globules
blancs adhérents aux parois et de cellules endothé-
liales. Plusieurs des cellules géantes offrent absolu-
ment le même aspect. D'autres, au contraire (*l*), sont
perdues dans la masse néoplasique.

Dans une partie immédiatement sous-jacente à ce
qu'on voit dans la figure 1, et que nous n'avons pas

pu conserver dans le dessin faute de place, on distingue la section d'un gros vaisseau, pivot de cette région glomérulo-vasculaire, et dont la paroi détruite a laissé les éléments sanguins faire irruption dans le tissu périphérique. Là se termine la masse d'infiltration tuberculeuse.

Il est rarement possible, lorsqu'un amas tuberculeux existe bien nettement constitué dans un parenchyme, de déterminer exactement aux dépens de quels éléments il a pris naissance : nous n'en voulons pour preuve que les nombreuses hypothèses que nous trouvons dans les auteurs au sujet de l'origine de la granulation miliaire dans le poumon. Pour le rein, nous avons vu que M. Cornil indique nettement son développement le long des vaisseaux, dans la substance corticale. Il dit même, page 633 de son Manuel : « On trouve quelquefois des glomérules dont la cavité distendue est remplie par de petites cellules rondes, en dégénérescence caséeuse, tandis que le bouquet glomérulaire est plus ou moins atrophié et imperméable au sang. » Ici nous ne trouvons pas la lésion à ce degré, et dans les amas tuberculeux que nous avons décrits, nous ne nous croyons autorisé à supposer pour quelques-uns l'origine glomérulaire, que par la disposition topographique de ces îlots. D'autres au contraire sont nettement développés au contact immédiat et aux dépens d'un vaisseau dont on voit encore au centre la lumière oblitérée.

En résumé, l'examen de cette masse tuberculeuse conduit à admettre qu'elle est composée de plusieurs îlots primitifs, dont les uns sont certainement développés autour des vaisseaux; les autres, plus nombreux, très probablement au niveau des glomérules.

Pour achever la description histologique de la lésion dont il s'agit ici, notons que les tubes, dont un certain nombre persiste dans la masse tuberculeuse, sont plus ou moins atrophiés, et que leur épithélium, devenu indifférent, se colore vivement par le picrocarmin. Remarquons aussi que l'infiltration des éléments embryonnaires se fait au milieu des parties constituantes du rein sans changer leurs rapports réciproques; les cellules prolifèrent dans les espaces conjonctifs, englobent les tubes, sans produire de masse formant tumeur et refoulant les tubes à la périphérie. Les tubes voisins ne sont pas écartés, et la néoplasie gagne de proche en proche sans modifier sensiblement, comme nous l'avons vu, la topographie régionale. Il n'en est pas de même dans tous les cas, en particulier dans le rein n° 2.

La description que nous venons de donner peut s'appliquer de point en point aux autres granulations miliaires que l'on trouve sur les nombreuses coupes que nous avons faites du même rein. De ces granulations, les unes sont petites et entourent d'une manière évidente un seul glomérule; les autres sont plus volumineuses et reproduisent, sur une échelle un peu moindre, la disposition de notre figure n° 1.

Le rein n° 2 est celui d'un enfant de quelques mois mort de granulie. On y voit à l'œil nu d'assez nombreuses granulations miliaires jaunâtres, très petites et isolées : les unes sont très superficielles, presque sous la capsule, les autres sont à la limite des substances corticale et pyramidale.

A un faible grossissement, on reconnaît tout de suite une différence très tranchée avec la préparation précédente : ici, la masse tuberculeuse est formée d'un îlot, de deux au plus; ces nodules sont énormes, eu égard aux éléments qui les entourent, et forment une masse arrondie qui repousse de chaque côté les tubes et les glomérules en les écrasant, comme le ferait un corps étranger violemment introduit dans le parenchyme. Au centre de chacun d'eux, on retrouve la lumière bien nette d'un vaisseau, tantôt vide, tantôt remplie de fibrine et d'éléments cellulaires. Autour de ces nodules périvasculaires, à éléments condensés, on voit des espaces vides, produits par l'effritement de la substance caséifiée. Ces espaces sont parcourus de travées de cellules épithélioïdes plus ou moins dégénérées, au milieu desquelles se détachent nettement des cellules géantes à prolongements, presque aussi volumineuses que les glomérules qui les avoisinent; ce fait s'explique par ceci, qu'on a affaire à un rein d'enfant presque nouveau-né dont les glomérules sont très petits. Ces derniers, du reste, ne semblent en aucune façon être le centre d'une prolifération cellulaire quelconque. Les éléments embryonnaires ne se retrouvent guère qu'à la périphérie du nodule et sont peu nombreux; enfin, plusieurs de ces îlots présentent à leur centre un ramollissement caséeux très marqué.

Ainsi donc, dans ce rein n° 2, nous observons : 1° un point de départ constamment et uniquement périvasculaire; 2° une indépendance marquée du glomérule à l'égard de la néoplasie; 3° une caséification avancée; 4° une prédominance des éléments épithélioïdes; on serait tenté de reconnaître, entre cette forme et la précédente, la distinction établie par M. Hippolyte Martin (1) entre le tubercule à cellules embryonnaires et le tubercule à cellules épithélioïdes.

(1) H. MARTIN, *Recherches anatomo-pathologiques et expérimentales sur le tubercule*. Paris, 1879.

Nous ferons observer que la morphologie de la granulation tuberculeuse était la même, dans nos cas, pour tous les points atteints dans un même rein. Dans notre pièce n° 1, nous n'avons vu que des granulations à forme infiltrée avec prédominance de cellules embryonnaires, et le nodule primitif occupait très souvent la place du glomérule ; il en est de même pour la pièce n° 3. Dans notre rein n° 2, toutes les granulations que nous avons observées affectaient la disposition périvasculaire avec prédominance de cellules épithélioïdes.

Le rein n° 3, est le siège de lésions avancées de néphrite mixte, interstitielle et parenchymateuse, qui n'ont peut-être rien à voir avec la tuberculose ; mais c'est là une question que nous n'avons pas à aborder ici, laissant de côté, nous l'avons dit, toutes les lésions qui ne sont pas la granulation tuberculeuse miliaire. Quoi qu'il en soit, les artères ont des parois très épaisses, les tubes sont séparés les uns des autres par du tissu conjonctif riche en noyaux, la capsule glomérulaire est épaissie, plusieurs glomérules sont devenus fibreux. Enfin, l'épithélium des tubes contournés est granuleux et tuméfié, beaucoup de cellules n'ayant plus de noyaux colorables.

Peut-être a-t-on affaire là à une néphrite d'origine

tuberculeuse; M. Gauché (1) a constaté que la néphrite interstitielle est fréquente dans la phtisie
chronique.

Quant aux granulations tuberculeuses, elles sont
rares, très petites et claires.

Lorsqu'on examine les coupes au microscope, on
voit que la plupart de ces granulations, nettement ar-
rondies, ont à leur centre un glomérule. Mais les degrés d'altération sont variables : la première de ces
granulations que nous ayons étudiée est représentée
fig. 6 de notre planche. La masse caséeuse forme un
cercle presque régulier, bordé de cellules embryonnaires qui s'infiltrent peu dans le tissu rénal périphérique; au centre, au milieu des éléments caséeux plus
ou moins effrités (c), on distingue une forme arrondie,
nettement limitée (a), séparée légèrement du tissu granuleux immédiatement voisin, et se continuant avec
une sorte de pédicule (b); il est impossible de ne pas
reconnaître là un glomérule, quoique le degré de
dégénérescence caséeuse ne permette pas de constater à son centre de bouquet vasculaire; à peine dis-
tingue-t-on quelques noyaux des parois capillaires;
peut-être aussi la décoloration trop complète (cette
coupe ayant été préparée pour la recherche des ba-

(1) *Étude sur la néphrite albumineuse dans la phtisie chronique*,
par J.-B. Gauché. Thèse. Paris, 1879.

cilles) ne permet-elle pas de distinguer nettement
la structure.

Sur une autre coupe de la même pièce, nous ne
tardâmes pas à rencontrer un autre nodule, présen-
tant à peu près le même volume, mais à un degré de
dégénérescence moindre (fig. 5) : la périphérie est
également formée de cellules embryonnaires (c) en-
globant des tubes dont l'épithélium modifié s'imprè-
gne vivement de matières colorantes (d); la zone
moyenne est plus claire, formée d'une masse grenue
où l'on voit encore de nombreuses cellules colorées
(b); enfin cette masse entoure un glomérule (a) par-
faitement reconnaissable, où l'on distingue les anses
vasculaires et les noyaux; la capsule de Bowmann
est épaissie et dans la cavité on distingue une légère
prolifération de cellules nucléées.

En d'autres points de cette même coupe, on voit
des masses de cellules embryonnaires, formant de
petits amas au centre desquels on trouve un ou deux
vaisseaux oblitérés sectionnés en travers; quelques-
unes de ces masses sont allongées et forment une
sorte de manchon autour de ramifications vasculaires coupées suivant leur axe, et distendues par
un caillot fibrineux où l'on peut encore reconnaître
des traces de globules rouges et des leucocytes fortement colorés.

Tels sont les points saillants que nous avons pu relever dans l'examen des granulations miliaires des reins au moyen des procédés de coloration ordinairement employés (picro-carmin, hématoxyline).

Laissons de côté l'aspect spécial de certaines granulations ; les lésions précédentes suffisent pour nous confirmer dans l'idée déjà émise par les auteurs de la subordination des îlots tuberculeux aux ramifications vasculaires ; elles nous montrent, de plus, que la granulation initiale affecte très souvent des rapports intimes avec le glomérule.

Cornil et Brault (1) ont décrit une véritable glomérulite dans la tuberculose. Voici la description qu'ils en donnent :

« Dans la glomérulite de la tuberculose diffuse du rein, les choses se passent à peu près de la même façon, mais la marche est plus lente et le glomérule est toujours attaqué par la périphérie. Une fois qu'il est envahi par la néoformation tuberculeuse, on voit les cellules exsudées dans la cavité glomérulaire subir une sorte de régression caséeuse ; elles sont grosses, nombreuses, et se colorent mal sous l'influence des réactifs. La cavité glomérulaire est souvent dilatée, le glomérule est repoussé dans un

_______________

(1) CORNIL et BRAULT, *Étude sur la pathologie du rein*, 1884, p. 90.



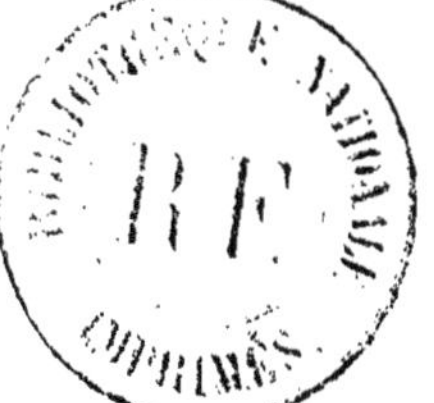

point de la cavité kystique qui est comblée par une substance colloïde jaunâtre.

« Cette glomérulite a une grande tendance à passer à l'état chronique ; au bout de peu de temps, ce glomérule ne fonctionne plus et l'urine n'est plus filtrée à son niveau.

« Les cellules forment, avec la masse colloïde dont nous venons de parler, une sorte de substance demi-concrète, se rapprochant beaucoup, par ses caractères physiques, son éclat et la teinte jaunâtre brillante qu'elle prend sous l'influence des réactifs, de la substance caséeuse des tubercules. »

Pour notre part, nous avons bien observé cet envahissement du glomérule par sa périphérie ; il est remarquable, en effet, que la lésion que nous avons notée le plus souvent est plutôt une périglomérulite, ou du moins, qu'il y a disproportion entre le degré d'altération du glomérule et la lésion périglomérulaire : dans cette dernière, on ne distingue plus ni tubes ni vaisseaux, alors que le glomérule lui-même présente encore sa structure plus ou moins conservée. Ce n'est que lors de la dégénérescence caséeuse avancée, que le glomérule se confond dans la masse périphérique.

C'est là un fait qui semble une loi dans les maladies infectieuses : Cornil et Brault ont décrit la périglomérulite suppurée secondaire; Klebs l'a montrée dans la scarlatine; Gallois l'a étudiée dans les abcès miliaires du rein au cours de la fièvre typhoïde, et, dans nos cas, on observe une véritable périglomérulite tuberculeuse de même qu'une périartérite tuberculeuse.

Ce sont là des faits qu'ils est impossible d'interpréter en dehors de l'action microbienne. Nous renvoyons donc à la troisième partie de ce travail qui a trait à ce côté de la question.

Pour bien se rendre compte du point exact où débute une granulation tuberculeuse, il faudrait la saisir au moment même où elle naît; la plupart du temps, même dans les autopsies de granulie, les lésions sont déjà trop avancées pour permettre de déceler le point d'origine.

Souvent on voit de petits îlots de cellules embryonnaires au voisinage d'un glomérule ou d'un vaisseau; est-ce là un tubercule au début, ou une lésion irritative quelconque? Il est trop souvent impossible de rien affirmer.

On n'y trouve ni cellule géante ni bacille. Nous avons même pensé qu'on pouvait avoir affaire là à des foyers inflammatoires résultant d'une pyémie secondaire analogue à celle qu'à décrite Gallois (1)

_________

(1) GALLOIS, *Abcès miliaires des reins dans la fièvre typhoïde*. Thèse. Paris, 1885.

dans la fièvre typhoïde : comme lui nous avons recherché vainement par la méthode de Gram si l'on pouvait mettre en évidence quelque autre micro-organisme que le bacille de Koch.

Il faut donc suspendre son jugement sur la nature de ces foyers embryonnaires ; or, dès qu'on peut reconnaître nettement une granulation pour tuberculeuse, elle a englobé un certain nombre d'éléments, ce qui rend difficile d'incriminer tel ou tel comme étant le véritable point de départ de la néoformation. Ce que nous disons là n'est pas absolu puisque, nous l'avons vu plus haut, le nodule primitif périvasculaire est bien évident ; mais lorsque le glomérule est pris dans la masse, sait-on s'il n'a pas été envahi secondairement à l'artère de son pédicule, à un tube du voisinage, ou à un foyer siégeant dans le tissu conjonctif interstitiel ?

La recherche du bacille de Koch devait être d'un grand secours dans la détermination des lésions tuberculeuses primitives. C'est en effet la signature pathogénique des désordres de cette nature ; les auteurs contemporains sont presque unanimes à cet égard.

# CHAPITRE III

Cornil et Babès (1) commencent ainsi leur chapitre de la tuberculose :

« La tuberculose est une maladie infectieuse causée par les bacilles spéciaux découverts par Koch. »

Le professeur G. Sée (2) dit : « La granulation n'est tuberculeuse que si elle est bacillaire. »

Il est inutile, pensons-nous, de multiplier les citations. La doctrine parasitaire de la tuberculose gagne du terrain de jour en jour. Notons seulement, en passant, combien ce caractère infectieux se manifeste dans les cas de tuberculose miliaire aiguë, combien l'idée de transport d'un agent pathogène

(1) Cornil et Babès, *Les Bactéries,* 1885.
(2) G. Sée, *Phtisie bacillaire des poumons.* Paris, 1884.

par les voies de la circulation sanguine, répond à cette diffusion subite, par tout l'organisme, d'une lésion à un même stade d'évolution.

Benda, en Allemagne, a même proposé de remplacer la dénomination de tuberculose miliaire aiguë par celle de bacillémie (1) : il avait trouvé des amas de bacilles dans des caillots de veines autour d'un gros foyer caséeux rénal. Plus tard il en a trouvé aussi dans l'enveloppe glomérulaire, à l'intérieur d'un foyer du même genre : il considère ces localisations comme le fait d'une pénétration embolique.

Cornil et Babès (2) ont communiqué, en 1883, à l'Académie de médecine, un mémoire où, parmi les localisations diverses des bacilles dans les tissus tuberculeux, ils signalent particulièrement leur présence dans les vaisseaux oblitérés, au centre des granulations tuberculeuses ; ils les ont constatés dans les capillaires et les petites veines dans un cas de tuberculose du pharynx.

Cette présence des bacilles de Koch dans les vaisseaux sanguins n'est plus douteuse pour personne : c'est bien là la voie de transmission de cet agent

_______

(1) Académie de médecine, 24 avril et 1<sup>er</sup> mai 1883.
(2) BENDA, *Untersuchunger über miliärtuberculose.* — Berlin, *Klin. Wochenschr.*, n° 12, 1884.

infectieux dans les cas de tuberculose aiguë. Les faits qui vont suivre en sont une nouvelle preuve.

Les différents auteurs qui se sont occupés de bactériologie ont presque tous donné la distribution des bacilles tuberculeux dans le rein.

Koch, dans son mémoire, figure une quantité considérable de bacilles dans la lumière d'un tube urinifère chez un lapin inoculé.

Nous devons à l'obligeance de notre maître, le professeur G. Sée, communication d'un mémoire de M. F. Wesener (1) qui a recherché la distribution des bacilles dans les organes tuberculeux d'un grand nombre de sujets. Voici, en traduction littérale, ce qu'il dit à propos du rein : « Dans la tuberculose miliaire aiguë, les bacilles furent cherchés une fois et en vain. Dans les cas chroniques, au contraire, on les trouve toujours; même encore là où on les a trouvés, leur nombre n'était que moyen; ils existaient seulement dans les nodules caséifiés, et non dans les nodules frais. Les bâtonnets sont situés la plupart du temps dans les cellules géantes lorsqu'elles sont conservées, mais aussi parfois dans les cellules lymphatiques agrandies qui séparent la masse caséeuse du tissu rénal. »

(1) WESENER, *Deutsches archiv für klinische Medicin-Ziemssen*, 1884, p. 582.

Cornil et Babès, dans leur *Traité des Bactéries* (1),
s'expriment ainsi : « Dans les petits tubercules opaques
et jaunâtres du rein, on observe presque toujours
un grand nombre de bacilles. Les petits nodules
se trouvent très souvent autour des vaisseaux. »
Dans un cas qu'ils ont figuré, « les bacilles, très nombreux, se trouvent surtout autour du vaisseau; la
lumière n'en contient pas; il y en a seulement et en
grande quantité dans les fentes de la tunique interne
hyaline et entre celle-ci et le reste de la paroi. Les
bacilles sont assez nombreux aussi au pourtour des
masses caséeuses. Celles-ci en contiennent très peu,
et seulement dans les petites agglomérations de tissu
embryonnaire qui les séparent. A la périphérie du
tubercule, on voit des bacilles en quantité, qui siègent dans la partie parenchymateuse du rein, peut-
être dans la cavité des tubuli altérés. Les bacilles
sont plus rares dans la tuberculose rénale ancienne,
avec des masses caséeuses considérables. Là, on les
cherche quelquefois en vain. » Cette assertion, qui
correspond du reste à ce que nous avons vu, contre-
dit celle de M. Wesener.

Nous avons recherché les bacilles de la tuberculose dans un grand nombre de reins tuberculeux :
les résultats ont été très différents suivant les cas.

(1) Cornil et Babès, *loc. cit.*

C'est surtout depuis que nous employons la RUBIN, pour remplacer la Fuschine dans la méthode d'Ehrlich que nous avons eu des colorations régulières et sûres.

Nous croyons inutile de reproduire ici cette technique qui est aujourd'hui connue de tous.

Comme notre maître, M. le professeur Cornil, nous avons trouvé presque toujours les bacilles de Koch dans les granulations miliaires des reins lorsqu'elles étaient peu avancées. Du reste, ici comme dans le chapitre précédent, les trois reins, que nous avons pris pour types, nous offriront des caractères bien tranchés.

Il nous a été impossible de découvrir un seul bacille dans de nombreuses coupes du rein n° 1. On ne saurait accuser la méthode, car nous en avons préparées à différentes reprises et une fois, entre autres, avec la même solution et les mêmes procédés qui nous ont servi pour colorer le rein n° 3, qui, comme on le verra, a donné des résultats très complets. On peut, ici, incriminer l'ancienneté de la lésion, qui présente un peu l'apparence d'un tubercule devenant fibreux; cependant, ce n'est toujours pas une granulation bien vieille, et, en somme, nous n'avons pas de raison très bonne à donner pour expliquer cette absence d'éléments pathogènes.

Dans le rein n° 2, nous avons trouvé une grande quantité de bacilles dans les nodules périvasculaires décrits plus haut. Nous n'en ferons pas ici la description détaillée, car ce serait répéter à peu de chose près celle que nous avons rapportée déjà d'après Cornil et Brault ; il y avait quelques bacilles dans les cellules géantes, et peu dans les petits nodules tuberculeux de la surface.

Le rein n° 3 nous a donné des résultats d'une grande netteté, qui nous ont permis de suivre la distribution exacte du bacille dans toute les parties du parenchyme rénal et méritent une description détaillée (1). On a vu plus haut quelles étaient les lésions histologiques observées sur ces pièces : il est utile de s'y reporter pour se rendre compte des relations qui existent entre elles et la distribution des bacilles tuberculeux.

Sur une des coupes, on peut voir, même à un faible grossissement, un glomérule qui présente une coloration rouge intense sur un des bords du bouquet vasculaire (fig. 2); la capsule de Bowmann, très épaissie, est en rapport immédiat avec des anses tubulaires qui ne présentent que les altérations de néphrite que nous avons signalées ; il n'y a pas trace

(1) Ces pièces ont été soumises à l'examen des membres de la Société anatomique, dans la séance du 2 avril 1886.

de follicule tuberculeux, pas de prolifération cellulaire, rien qui indique encore un travail néoplasique :
en regardant avec un fort grossissement, on voit
que cette teinte rouge est donnée par une accumulation considérable de bacilles disséminés dans les
parois et aussi dans la lumière des capillaires glomérulaires. Nous avons dessiné ce glomérule dans
notre planche (fig. 2), à la chambre claire, avec l'ob-
jectif 1 et l'immersion homogène 10 de Verick. La
quantité de bacilles visibles, loin d'être exagérée sur
le dessin, est plutôt diminuée, car elle ne représente
que ce qu'on pouvait apercevoir sans faire varier la
vis du microscope.

Dans une autre coupe du même rein, on voit un
vaisseau coupé suivant son axe et que nous avons
dessiné (fig. 4) à la chambre claire, avec réduction
(ocul. 1, object. 6 Verick). Ce vaisseau, courbé, a
été divisé en deux points qui figurent deux tronçons.
A l'intérieur de chacun d'eux, on peut voir une masse
de bacilles, tellement considérable, qu'elle semble
être le résultat d'une injection de matière colorante
rouge; ces bacilles siègent au milieu d'une masse
grenue où l'on distingue encore des globules rouges
et surtout des leucocytes. Il y avait là, sinon un
thrombus, au moins un ralentissement considérable
du courant sanguin; il est même probable qu'il y

avait une obstruction complète du vaisseau, car on voit autour de lui un commencement de prolifération d'éléments embryonnaires formant une sorte de manchon périvasculaire et, au milieu de ces cellules, on distingue de nombreux bacilles.

Le vaisseau bourré de bacilles se retrouve dans les coupes successives qui ont porté sur le même point ; c'est dans l'une d'elles que l'on voit non loin de là deux tubes contournés, sectionnés perpendiculairement à leur axe, et renfermant dans leurs cellules hypertrophiées et granuleuses, un ou deux petits faisceaux de bacilles (fig. 3).

Dans presque toutes les coupes, on trouve des vaisseaux sectionnés en travers dont la lumière est remplie d'une masse feutrée de bacilles formant une tache rouge au milieu d'une accumulation d'éléments embryonnaires colorés en bleu par les réactifs ; mais plusieurs vaisseaux, quoique remplis de bâtonnets, sont isolés au milieu du tissu rénal sain.

On rencontre dans une coupe, un follicule tuberculeux périglomérulaire, dont nous avons donné la description plus haut, et que nous avons dessiné (fig. 5). C'est une granulation bien nettement constituée, mais peu caséeuse, et le glomérule central laisse voir encore clairement les détails de sa structure.

Avec un fort grossissement, on voit que ce glomérule est rempli de bacilles qui siègent surtout à la périphérie, comme dans la plupart des glomérules bacillaires, et l'on retrouve ces bâtonnets en nombre considérable dans toute l'étendue de la granulation miliaire.

Enfin, dans une autre préparation, on voit une granulation plus avancée, en partie détruite par le processus caséeux, que nous avons reproduite (fig. 6) et dont nous avons aussi donné une description plus haut. On remarque déjà à un faible grossissement, que le bord du glomérule caséeux est légèrement teinté de rouge ; à un fort grossissement, on voit que cette teinte rouge est produite par une accumulation considérable de bacilles dont quelques-uns semblent bien nettement siéger dans la paroi du glomérule. On en trouve également un grand nombre dans la masse caséeuse à moitié désagrégée qui l'entoure.

On vient de voir le détail des lésions bacillaires que nous avons trouvées dans ce rein : leur ensemble constitue un tableau complet de l'infection tuberculeuse rapide du rein avec les divers degrés des lésions.

En effet, ce rein présente des granulations tuberculeuses au début, quelques-unes même, si l'on peut s'exprimer ainsi, avant leur début : le glomérule de

notre figure 2 contient des bacilles dans ses anses
capillaires, mais il vient de les recevoir, ils n'ont pas
encore eu le temps de causer de lésions irritatives
autour d'eux, car tout le tissu rénal ambiant est sain,
les tissus même du glomérule ne semblent pas altérés. Il en est de même pour un certain nombre de
vaisseaux, tellement bourrés de bacilles, que leur
lumière forme à un faible grossissement une tache
rouge, et autour d'eux on ne voit aucune trace de
prolifération cellulaire. N'est-ce pas là l'arrivée de
l'agent pathogène prise sur le fait?

Lorsque nous avons communiqué nos pièces à la
Société anatomique, le président, M. le professeur
Cornil, a bien voulu montrer qu'un intérêt particulier
s'attachait à notre observation. Dans la deuxième édition du Traité des Bactéries (1), il est signalé que les
bacilles de la lèpre peuvent se rencontrer dans tous
les tissus, même dans ceux qui paraissent tout à fait
sains (peau, cellules pulmonaires, tubuli du rein,
glomérule, follicules de la rate, etc.). Les auteurs
ajoutent que c'est un des signes distinctifs entre la
lèpre et la tuberculose, que les bacilles de la lèpre
ne déterminent pas toujours des lésions anatomiques
visibles à l'œil nu et qu'à un moment donné ils
envahissent tous les tissus du corps, tandis qu'on

(1) Cornil et Babès, *Les Bactéries*, 2ᵉ édition. Paris, 1886.

n'observe jamais le bacille de la tuberculose qu'au milieu de tissus lésés. Or les faits que nous avons rapportés doivent désormais faire savoir que cette distinction n'est pas constante, comme l'a très bien admis M. Cornil.

On se rappelle que nous avons décrit des vaisseaux gorgés de bacilles, sectionnés perpendiculairement à leurs parois, et entourés d'une zone de prolifération formant une granulation arrondie; d'autres, coupés suivant l'axe de leur lumière et représentés dans notre figure 4, sont remplis d'un caillot farci de bacilles et sont entourés d'un manchon formé de cellules embryonnaires entremêlées aussi de nombreux bacilles. Ici, il y a oblitération évidente, causée soit par la masse des bacilles formant embolie, soit par un thrombus résultant de l'irritation des parois vasculaires par l'agent infectieux. C'est bien là le phénomène qui précède la formation du nodule tuberculeux périvasculaire : le bacille a-t-il ensuite pénétré par une sorte de diapédèse à travers les parois vasculaires pour s'engager dans le tissu conjonctif voisin où il provoque les lésions irritatives? A-t-il fait irruption au dehors après avoir causé dans la paroi un travail inflammatoire aboutissant à une perte de substance? Il est difficile de se prononcer, car si nous voyons sur la coupe une paroi vasculaire continue, il se peut que la perte de substance siège dans un point qui n'est pas compris dans la préparation.

Nous inclinons cependant à admettre la première hypothèse, du moins en ce qui regarde les artérioles d'un certain calibre, car le premier résultat de l'irritation vasculaire est l'épaississement des tuniques, et au milieu de leurs éléments constituants, on voit de nombreux bacilles; ce n'est que lors de la caséification du tubercule, que ces tuniques disparaissent dans la masse avec laquelle elles font corps.

C'est le même stade du processus qu'on peut observer dans notre figure 5, seulement le point central de la granulation encore jeune, est un glomérule. C'est le second acte de l'œuvre commencée dans le glomérule de la figure 2.

A ce propos, il est un point sur lequel nous croyons devoir revenir : nous avons insisté sur la fréquence des localisations tuberculeuses dans la région glomérulaire, et non seulement ces lésions ont attiré notre attention lorsque nous les avons rencontrées, mais encore nous devons dire que nous les cherchions.

Le glomérule constitue en effet dans le rein un système intermédiaire dont la constitution anatomique et le rôle physiologique doivent faire l'un des points de prédilection pour la localisation des amas bactériens.

Le bouquet glomérulaire forme une sorte de tissu caverneux, par un enchevêtrement de capillaires divisés et anastomosés de façon qu'il y passe une quantité de sang plus considérable, étant donné le volume de l'organe, qu'en aucun autre tissu du corps. Ce système caverneux présente des éperons, des anfractuosités, une surface énorme, toutes choses qui sont favorables à l'arrêt des bacilles et à leur prolifération (1). Il faut ajouter que les parois même de ces capillaires sont revêtues d'une couche endothéliale spéciale, facilement traversée par les liquides, à travers laquelle, par suite, les bacilles peuvent s'engager plus facilement ; la pression sanguine très élevée est encore une condition favorable à cette migration. Ces bacilles se fixent dans les parois glomérulaires et prolifèrent ou tombent dans la cavité. Dans les deux cas, ils doivent déterminer une inflammation du bouquet vasculaire et de la capsule de Bowmann. Leur passage dans les tubes est certain, quoiqu'il ait été rarement observé. En tous cas, nous en avons reproduit un exemple bien net (fig. 3), et

(1) C'est la même cause de division des vaisseaux et de diminution de leur calibre qui explique la localisation fréquente des granulations périvasculaires dans la région corticale et à la limite de la région pyramidale : dans cette dernière, les artères plus larges et plus droites, offrent moins de points d'appel pour le bacille.

leur passage dans l'urine a été constaté par plusieurs auteurs ; il est probable alors qu'ils déterminent des lésions épithéliales donnant lieu à une forme de néphrite infectieuse : c'est un point qui reste encore à fixer.

Dans la cavité glomérulaire, les lésions produites doivent être celles décrites par Cornil et Brault et que nous avons rapportées page 17.

Voilà quelle est la marche logique des bactéries dans l'appareil glomérulaire, celle qui est regardée comme probable par les auteurs qui ont cherché à expliquer les néphrites infectieuses par le micro-organisme pathogène.

Or l'examen de nos coupes diffère un peu de ce tableau, et vient compliquer le problème. Nous voyons bien le bacille arriver en masse dans le glomérule, cela est incontestable, d'autant plus que l'absence de lésions inflammatoires détruit l'objection habituelle que le bacille se développerait secondairement à une lésion préexistante.

Mais ensuite, lorsque ces lésions sont produites, nous voyons la granulation périglomérulaire entourer la capsule de Bowmann et le glomérule, libre dans la cavité, offrir souvent à l'examen un état de conservation relatif ; pourtant, il est rempli de bacilles tout comme la granulation périphérique.

Le bacille a-t-il donc traversé la cavité glomérulaire pour gagner les tissus ambiants? Nous ne le
croyons pas, car, alors, il se serait produit les désordres inflammatoires décrits par Cornil et Brault. Le
passage direct du bacille dans la région périglomérulaire ne peut, à notre avis, se faire que lorsqu'une
glomérulite a, au préalable, établi des adhérences
entre le bouquet vasculaire et la capsule.

Dans notre cas, il est possible que les choses se
passent de deux façons : le glomérule étant rempli
de bacilles et la circulation s'y effectuant mal, l'artère
afférente gorgée au niveau du pédicule glomérulaire
devient un centre de culture et les bacilles s'insi-
nuent dans le tissu conjonctif péricapsulaire. C'est là
un procédé analogue à celui que nous avons signalé
autour de tout vaisseau où la circulation ralentie ou
supprimée permet au bacille de proliférer et de former
une granulation.

Il peut se faire aussi que le dépôt bacillaire, une
fois formé dans le glomérule, la circulation continue
à s'effectuer dans une partie des ramifications restées
libres, et le sang des vaisseaux afférents s'en va chargé
de bacilles dans les fins capillaires anastomosés dans
les parois des tubes et les espaces conjonctifs qui
entourent immédiatement la capsule glomérulaire.

Ces deux hypothèses sont passibles de nombreuses

objections, nous ne l'ignorons pas, mais il y a là un fait difficile à expliquer et, jusqu'à ce que des examens nombreux aient permis de saisir la transition, nous en sommes réduits à des conjectures plus ou moins probables.

Plus tard, cette union du bouquet glomérulaire avec la masse caséeuse est réalisée, comme nous l'avons montré dans notre figure 6. Cette masse ramollie laisse encore voir au centre le glomérule, caséifié lui-même et à peine reconnaissable.

Un degré de plus encore, on n'aura plus qu'une surface uniformément granuleuse : le tubercule caséeux qu'on voit le plus souvent et dans lequel il est impossible de discerner quels sont les éléments primitivement envahis.

Quoi qu'il en soit de ces données, encore obscures, un fait subsiste, incontestable et riche en déductions, c'est la constatation de la présence des bacilles pathogènes dans les vaisseaux et dans les anses glomérulaires en dehors de lésions tuberculeuses appréciables ; toute l'histoire de la tuberculose miliaire du rein doit découler de là, et d'autres recherches pourront établir exactement le mécanisme de l'évolution ultérieure dont nous avons montré les différents stades.

On ne pouvait désirer un ensemble de faits plus

satisfaisant pour l'esprit, que cet enchaînement naturel et simple des lésions dans une même pièce : aucune expérience n'eût pu donner des résultats aussi
concluants (1).

(1) Baumgarten a publié un mémoire sur la *Tuberculose expérimentale* (Berlin 1885) dont nous avons eu connaissance trop tard
pour en profiter, mais où nous trouvons une concordance remarquable avec nos résultats. Dans ce mémoire, il s'occupe de l'histogénèse du tubercule rénal tant au point de vue de l'évolution
élémentaire que du rôle de l'agent pathogène. « Les bacilles tuberculeux, dit-il, qui ont pénétré dans le rein, apparaissent d'abord
partie dans les anses des glomérules, partie dans l'épithélium des
canaux contournés, où ils sont parvenus, *vraisemblablement*, soit en
sortant des vaisseaux capillaires voisins, soit, chose possible, vu la
proximité du glomérule, qu'ils aient été amenés là par le courant
de l'urine. »

Plus loin il ajoute : « Jamais je n'ai pu découvrir de bacilles,
soit dans la lumière des canalicules, soit dans le sang des capillaires. Il m'a semblé cependant les apercevoir dans l'intérieur des
anses glomérulaires, mais je n'ai jamais pu m'en convaincre complètement. »

Donc, pour lui, la propagation des bacilles par la voie sanguine
ne fait pas de doute, quoiqu'il n'ait pas pu vérifier le fait ; on a
vu que nous avons été plus heureux que lui en trouvant des amas
bacillaires dans les vaisseaux et dans les anses vasculaires du
glomérule, avant toute apparence de néoformation cellulaire.

Il explique ensuite la formation de la granulation de la façon
suivante : les bacilles introduits dans les tubes urinaires comme
on l'a vu, amènent dans leur intérieur des modifications qui consistent en une prolifération des cellules rénales par karyokinèse ;
à cette période karyokinétique, succède immédiatement la néoformation épithélioïde ; la paroi du canal s'atrophie par compression
des éléments formés à l'intérieur et qui rejoignent les autres centres
de prolifération. C'est à une période plus avancée que les cellules
épithélioïdes revêtent l'aspect d'éléments embryonnaires.

Si la propagation de la bacillose par les vaisseaux sanguins est un fait admis par beaucoup d'auteurs, il était intéressant de surprendre l'agent infectieux pénétrant par cette voie dans l'intimité des tissus, et produisant graduellement, logiquement son œuvre : c'est la nature elle-même qui s'est chargée de nous dévoiler là le secret de ses procédés, en en disposant comme à plaisir les évolutions successives dans un même organe.

Baumgarten signale également la fréquence des altérations glomérulaires, qu'il compare à la glomérulo-néphrite de Klebs : « Les pyramides restent complètement à l'abri de l'invasion tuberculeuse et les tubercules se groupent dans ces territoires qui constituent la substance corticale. »

A part la présence presque constante des bacilles dans les tubes urinifères, présence que nous n'avons pu constater nettement qu'une fois (fig. 3), et dans un point très limité, on voit que, comme nous l'avons dit, la pièce de tuberculose humaine qui nous a servi d'argument principal, présentait bien à l'étude tous les détails désirables dans une expérimentation. Elle nous a même permis de constater *de visu* la donnée pathogénique émise hypo thétiquement par Baumgarten.

# CONCLUSIONS

1° Dans la tuberculose miliaire aiguë du rein, les bacilles pathogènes peuvent être trouvés dans l'intérieur des vaisseaux, des glomérules, des tubes, et dans les espaces interstitiels.

2° Dans la tuberculose miliaire aiguë du rein, on peut trouver des bacilles dans le bouquet vasculaire du glomérule, *alors même que les lésions anatomiques n'y sont pas encore apparentes;* il en est de même dans quelques vaisseaux.

3° Dans les altérations commençantes, les bacilles affectent de préférence la surface des anses glomérulaires; dans les lésions plus avancées, on les rencontre diffusés dans les infiltrations tuberculeuses périglomérulaires en même temps que dans le glomérule.

4° La présence des bacilles dans les artérioles affé-
rentes, en quantité considérable, démontre nettement la généralisation de l'infection tuberculeuse
aiguë par le système sanguin.

# EXPLICATION DES FIGURES

Fig. 1. — *Coupe d'un amas tuberculeux infiltrant la région glomérulo-vasculaire (Rein n° 1).* — *a*, Glomérules normaux siégeant dans la région glomérulo-vasculaire saine, parallèle à la région semblable infiltrée de tuberculose. — *b*, Artériole droite de la région saine, remplie de sang et distendue. — *c*, Ilôts tuberculeux compris dans la masse infiltrée et occupant la place d'un glomérule. — *d*, Glomérule sur la limite de la masse tuberculeuse. — *e*, Follicule tuberculeux avec un vaisseau oblitéré au centre. — *f*, Glomérule peu altéré. — *g*, Follicule contenant trois cellules géantes. — *h*, Ilôt glomérulaire. — *i*, Ilôt glomérulaire avec une cellule géante dans la paroi du glomérule. — *j*, Cavité glomérulaire vidée. — *k*, Tubes à épithélium modifié, compris dans la masse d'infiltration embryonnaire. — *l*, Cellules géantes. — *m*, Vaisseaux oblitérés. — Grossissement, obj. 1 de Verick, ocul. 1.

Fig. 2. — *Coupe d'un glomérule contenant des bacilles de la tuberculose sans lésion irritative (Rein n° 3).* — *a*, Bouquet glomérulaire avec ses noyaux. — *b*, Tubes contournés en dégénérescence granuleuse, mais sans infiltration de cellules embryonnaires. — *c,* Amas de bacilles dans les anses vasculaires du glomérule. — *d,* Espaces conjonctifs intertubulaires épaissis par lésion ancienne de néphrite interstitielle. — *e,* Capsule glomérulaire épaissie également. Les bacilles sont encore renfermés dans les vaisseaux du glomérule, on n'en voit dans aucun des tissus ambiants. Grossissement, obj. 10 à immersion de Verick, ocul. 1.

FIG. 3. — *Tubes contournés contenant des bacilles (Rein, n° 3).* — *a,* Tubes contournés. — *b,* Cellules épithéliales granuleuses dont on voit encore le noyau. — *c,* Faisceau de bacilles. Grossissement, obj. 8 de Verick, ocul. 1.

FIG. 4. — *Vaisseau sanguin.* — *a,* Coupe du vaisseau en deux points (le vaisseau décrivait une courbe) ; la lumière est remplie d'une masse fibrineuse où l'on retrouve quelques globules rouges incolores et des globules blancs colorés en bleu ; une masse énorme de bacilles remplit ce caillot. — *b,* Espace périvasculaire où l'on voit une prolifération de cellules embryonnaires entre lesquelles on distingue de nombreux bacilles. — *c,* Tube d'une anse de Henle. Grossissement, obj. 6 de Verick, ocul. 1.

FIG. 5. — *Granulation miliaire autour d'un glomérule.* — *a,* Glomérule dont on distingue les anses vasculaires et les noyaux. — *b,* Centre légèrement caséeux de la granulation. — *c,* Zone externe de la granulation formée de cellules embryonnaires, au milieu desquelles on distingue encore vaguement quelques tubes à épithélium modifié. — *d,* Tubes contournés en dehors de la granulation. — *e,* Vaisseau oblitéré sur la limite de la granulation. — Le glomérule et la granulation sont remplis de bacilles qu'on ne peut apercevoir au grossissement employé pour le dessin, mais qui donnent une teinte rosée au fond de la préparation. Grossissement, obj, 1 de Verick, ocul. 1.

FIG. 6. — *Granulation miliaire caséifiée autour d'un glo-*

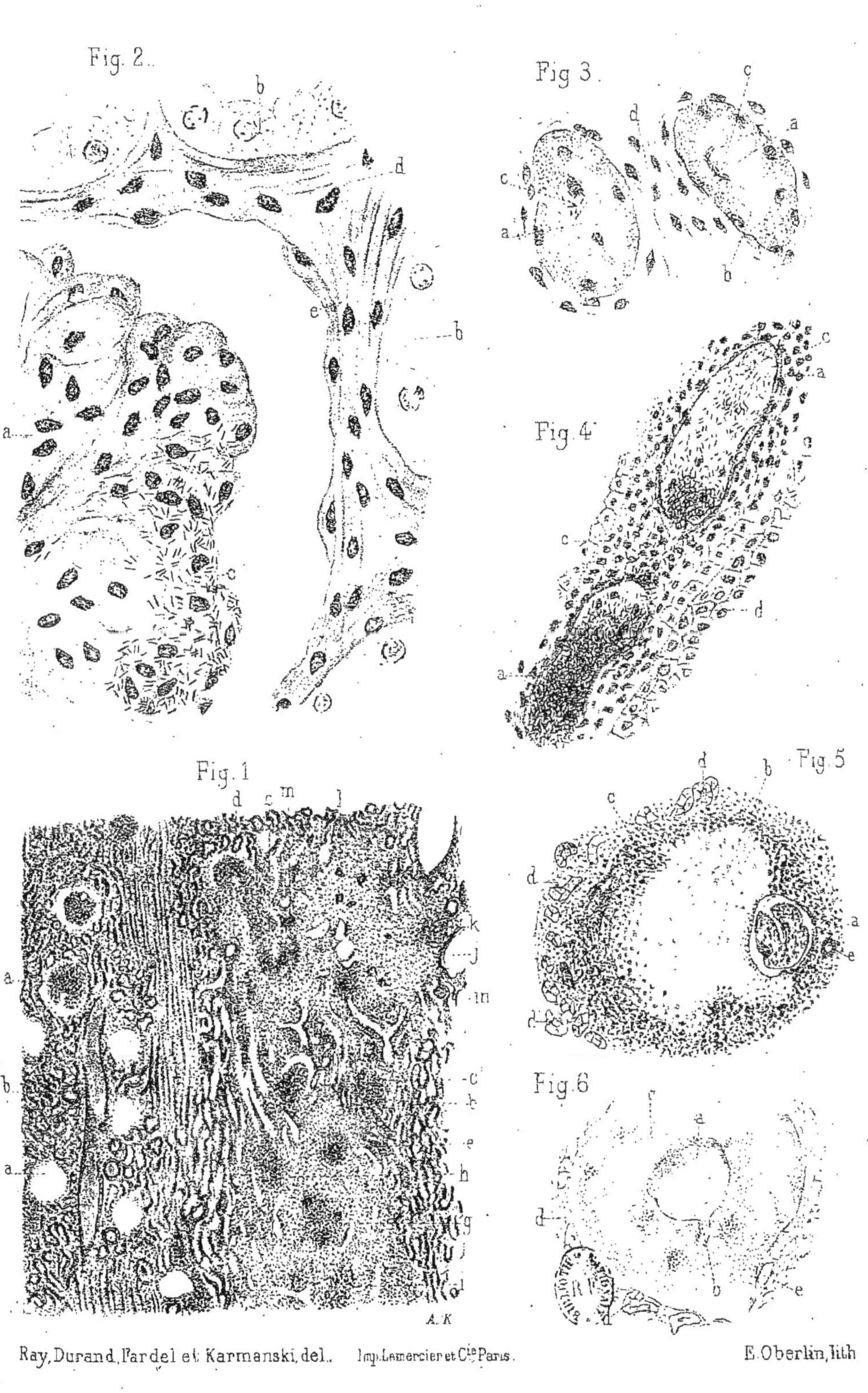


Ray, Durand, Pardel et Karmanski, del.    Imp. Lemercier et Cie Paris.    E. Oberlin, lith

G. Masson, éditeur.

*mérule*. — *a*, Glomérule dont la structure n'est presque plus visible, que l'on distingue seulement à ses limites, à son volume, et au vaisseau *b* qui lui forme une sorte de pédicule ; la teinte rosée de ses bords est due à une accumulation de bacilles qu'on distingue facilement à un plus fort grossissement. — *c*, Masse caséifiée dont une partie a été enlevée par les manipulations ; cette masse contient aussi beaucoup de bacilles. — *d*, Section de tubes contournés au tour de la granulation. — *e*, Vaisseau oblitéré. Grossissement, obj. 1 de Verick, ocul. 1.

Paris. — Typographie Georges Chamerot, 19, rue des Saints-Pères. — 19357.

www.ingramcontent.com/pod-product-compliance
Ingram Content Group UK Ltd.
Pitfield, Milton Keynes, MK11 3LW, UK
UKHW020948120726
13693UKWH00004B/1608